L'HOMŒOPATHIE

EXPOSÉE

AUX GENS DU MONDE

DÉFENDUE & VENGÉE

PAR

Le Docteur ACHILLE HOFFMANN.

SEPTIÈME ÉDITION,

REVUE ET AUGMENTÉE.

Si malgré tous nos succès, vous conservez
des doutes, lisez et vous croirez.

Paris.—Typ. et Lith. de A. APPERT, passage du Caire, 54.

LETTRE

AUX MÉDECINS FRANÇAIS

SUR

L'HOMOEOPATHIE.

Paris,

IMPRIMERIE DE A. APPERT,

54, passage du Caire.

LETTRE

AUX

MÉDECINS FRANÇAIS,

SUR

L'HOMOEOPATHIE,

Par le Docteur ACHILLE HOFFMANN.

Tout marche, la médecine ne peut
rester stationnaire.

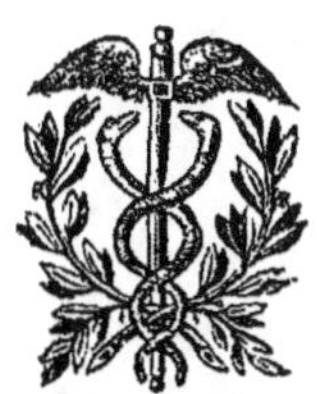

PARIS.

A. APPERT, Imprimeur-Éditeur, Passage du Caire, 54.
CHEZ GARDEMBAS, rue de l'École-de-Médecine, 10.
DENTU, Galerie d'Orléans, 13, au Palais-Royal.

1843.

LETTRE

AUX

MÉDECINS FRANÇAIS

SUR

L'HOMŒOPATHIE.

Messieurs et très honorés Confrères,

Vous qui connaissez l'histoire de la médecine, depuis Hippo-
crate jusqu'à nos jours, et qui avez étudié les divers systèmes de
doctrine proposés et suivis par nos grands maîtres, combien de
fois, auprès du lit du malade, n'avez-vous pas déploré l'insuffi-
sance de toutes leurs belles théories ? En entrant dans la pratique,
lorsque vous aviez constaté une maladie, et que tout imbus encore des préceptes de la clinique, vous ne conceviez aucun doute

sur le succès, combien d'échecs, combien de déceptions n'avez-
vous pas éprouvés? Ces revers ont dû vous suggérer de salutaires
réflexions; ces fréquents combats, dont vous n'étiez pas sortis
vainqueurs, vous avaient démontré la faiblesse de vos armes, et
les progrès indispensables à l'art de guérir se déroulaient à votre
imagination avide de succès. Alors vous n'avez plus regardé vos
connaissances acquises que comme une introduction à la carrière
laborieuse que vous aviez choisie, et vous avez pris la géné-
reuse résolution d'ajouter incessamment de nouvelles ressources
à celles que vous possédiez déjà, puisque malheureusement trop
souvent elles vous faisaient défaut. Comme vous, mes chers Confrères, j'en étais à ce point quand j'entrepris l'étude de l'Homœopathie.

Au commencement de 1832, je me procurai l'*Organon d'Hahnemann* que venait de traduire en français le docteur *Jourdan*.
Cet ouvrage si remarquable ne fixa nullement mon attention, et
je le rejetai dédaigneusement, parce que l'ayant ouvert à la fin
où se trouve la pharmacopée, les doses si minimes des médicaments et leur préparation me parurent une absurdité.

Cependant, vers la fin de cette même année, plus convaincu que
jamais de l'inefficacité de la médecine ordinaire, à cause des tristes
résultats que nous avions obtenus pendant que le choléra décimait
la population parisienne, je me déterminai à lire attentivement
l'exposition de la doctrine homœopathique. Cet ouvrage, expres-
sion du génie d'Hahnemann, et qui atteste l'érudition la plus
profonde, produisit sur mon esprit une impression très vive.
Plusieurs cures éclatantes obtenues par les homœopathes de Lyon
qui nous avaient précédés dans la carrière, la lettre du docteur
Desguidy aux médecins français, la brochure du même savant
sur le traitement du choléra, et les moyens de s'en préserver par

l'homœopathie, fixèrent ma résolution et je me livrai tout entier
à l'étude d'une science qui offre à ses adeptes d'inappréciables
jouissances puisqu'elle satisfait à leur amour pour l'humanité en
leur procurant des résultats certains, en même temps qu'elle les
affranchit des cruelles déceptions de l'ancienne médecine.

A la fin de 1832, abandonnant une clientelle qui me valait déjà
plus de dix mille francs par an, je renonçai complètement à l'ancienne médecine et je traitai sans hésiter tous mes malades par
l'Homœopathie. Il fallait une conviction bien profonde pour
s'exposer aux conséquences d'une pareille détermination! Je
n'eus pas à m'en repentir, car je fus amplement dédommagé de
mes nouvelles études par des succès dont j'étais loin de prévoir
l'étendue. Dix ans d'une pratique active et heureuse ont fortifié
mes convictions, et c'est dans l'intérêt de l'humanité que je viens
entretenir aujourd'hui de l'*Homœopathie* ceux de mes Confrères
qui ne l'ont point encore étudiée.

La doctrine d'*Hanehmann* diffère tellement de la médecine ordinaire, sous tous les rapports possibles, qu'elle devait nécessaire-
ment, à ses débuts, être repoussée par les médecins. L'homme de
l'art, studieux et consciencieux, c'est-à-dire celui qui a passé sa
vie à étudier, ne pouvait voir sans s'alarmer une science nouvelle
qui bouleversait toutes ses croyances et faisait justice de l'erreur
qui l'avait captivé si longtemps. On comprend facilement les
motifs divers qui ont dû retenir beaucoup de médecins assez
disposés d'ailleurs à embrasser l'Homœopathie. J'excusais le
doute et l'hésitation de mes Confrères pendant les premières
années de notre pratique à Paris ; mais maintenant que les faits
sont si nombreux, que tous les praticiens à belle clientelle ont eu
positivement connaissance des succès de l'homœopathie dans une
multitude de cas qu'ils avaient regardés comme incurables, je

pense que l'homme de l'art à la conscience pure ne saurait repousser les nouvelles ressources qui lui sont offertes pour arracher tant de victimes à la mort.

Tous les Médecins ont le même intérêt à étudier l'*Homœopathie*,
mais il en est qui trouveraient de biens grandes jouissances dans
leur pratique, je veux parler de ceux qui traitent plus particu-
lièrement les enfants. Je les supplie, dans leur intérêt, comme
dans celui de ces pauvres petits êtres journellement martyrisés
par les moyens ordinaires, de recourir sans plus hésiter à la
divine médecine qui met à leur disposition les spécifiques les plus
variés dont ils n'ont pas la moindre idée ; quand ils la connaî-
tront, ils ne pourront s'empêcher de regretter d'avoir employé si
longtemps les agents cruels, exténuants, et le plus souvent inutiles de l'allopathie.

Et vous que les femmes implorent dans le moment terrible
qu'elles désirent et redoutent le plus ! Rappelez-vous l'impuis-
sance de vos expédients, quand vous avez à combattre l'impla-
cable *péritonite puerpérale !* Je vous l'affirme, au nom de mon
expérience, au lieu de perdre 99 malades sur 100, vous en gué-
ririez 90 sur 100, si vous opposez l'Homœopathie à l'invasion de
la maladie ; avec elle, vous pourrez vous dispenser de recourir à
la saignée pendant le cours de la grossesse, et vous arrêterez les
vomissements si pénibles pendant les premiers mois, et quelques
fois pendant toute la durée de la gestation. Cette science, aussi
douce dans ses agents thérapeutiques que féconde en ressources,
vous permettra de modifier le travail de l'enfantement, de prévenir
les accidents qui suivent un accouchement laborieux et vous
fournira des moyens sûrs pour tarir promptement le lait.

Il faudrait un volume pour citer avec détails tous les avantages
que les chirurgiens tireraient de l'Homœopathie, non seulement

pour éviter aux malades des opérations devenues inutiles, mais encore pour remédier aux suites graves de celles qui sont jugées indispensables, je me bornerai à quelques citations qui rentrent dans mon sujet :

Une affection bien commune dans toutes les classes de la société est l'engorgement des *glandes*. Chez beaucoup de femmes un coup sur le sein est la cause première de la maladie, mais souvent aussi, une glande apparaît sans violence extérieure. Comment sont traitées, dans l'ancienne médecine, ces affections semblablest en apparence, mais si différentes dans leur nature? Par des applications des sangsues répétées, des cataplasmes, des topiques et emplâtres dits fondants, par les pilules de ciguë, et surtout par le grand moyen en vogue aujourd'hui, par la *compression*. J'ai peine à prononcer ce mot sans frissonner, quand je pense aux suites fatales de ce pernicieux mode de traitement. Si toutes les familles n'étaient pas plus ou moins entachées de virus, peut-être obtiendrait-on des succès par la compression; mais quand on l'applique chez toutes les femmes sans distinction, on voit souvent une maladie peu grave *d'abord* faire bientôt des progrès effrayants, la glande passe à l'état squirreux, les douleurs deviennent insupportables, et la malade n'éloigne que pour peu de temps le moment fatal en recourant à l'opération ; car si le sang n'est pas pur, le cancer se reproduit du même côté, ou se développe dans l'autre sein. Enfin, le courage de la patiente la porte-t-il à consentir à une seconde opération, la matrice devient presque toujours le siège d'une affection dont la cause première, existant dans le sang, n'a pas été attaquée par le fer du chirurgien ni par des doses énormes d'extrait de ciguë qui ruinent les forces vitales par un empoisonnement quotidien.

Sans doute il est des cas très graves, au-dessus même de la

puissance des remèdes Homœopathiques; mais nous ne voyons jamais se développer de pareils maux quand on nous appelle au commencement de la maladie. En effet, nous faisons disparaître avec une grande facilité les élancements précurseurs de l'engorgement ; et quand cet état fâcheux est survenu , nous avons encore de quoi le combattre avec succès. Mais supposons le cas tellement grave que l'opération soit jugée indispensable, et voyons l'avantage que l'opérateur pourra tirer de l'Homœopathie.

En 1836, je conseillai à Madame la marquise de M***, ma cliente , de se faire enlever un affreux cancer qui occupait tout le sein gauche , et me semblait absolument incurable par le seul secours de remèdes internes. La tumeur était mobile, et l'opération secondée d'un traitement homœopathique présentait de belles chances de succès. Ma malade avertît le chirurgien qu'elle désirait que j'assistasse à l'opération et que je donnasse mes soins pour les suites. Mon Confrère accepta ma participation avec cet air de tolérance qui semble dire : *Une cinquième roue à un carrosse ne peut nuire!* L'opération fut bien faite, la malade, qui la supporta avec courage, perdit une énorme quantité de sang. En quittant la patiente vers dix heures du matin nous nous étions donné rendez-vous près d'elle à huit heures du soir ; le chirurgien m'avait précédé, et, venant au-devant de moi d'un air consterné, il me dit: « *Je suis fort inquiet, nous avons 145 pulsations par minute! Que faire?* » Cet homme, d'un talent incontestable, aussi habile opérateur qu'anatomiste consommé, arrêté et désespéré par une circonstance si insignifiante pour nous, me fit éprouver un sentiment pénible ! « *Comment*, m'écriai-je, *voilà ce qui vous embarrasse?* » Il me regardait d'un air pétrifié, tant ma surprise lui paraissait étrange ; et moi, pour mettre fin à son anxiété, je lui promis de faire cesser la fièvre en quelques heures : quatre petits globules d'*aconit*, dissous devant lui, dans un verre d'eau, qu'on administra par cuillerée tous les quarts d'heure, amenèrent un calme parfait au bout de 3 heures. La malade dormit tranquillement pendant toute la nuit, et le lendemain le pouls battait seulement 75 fois. Je reçus de sincères compliments de celui dont j'avais si facilement sauvé la cliente : il se passionnait d'admiration pour ce beau résultat, et je lui répondais très froidement : « *Vous en ferez autant quand vous voudrez ; l'Homœopathe le plus médiocre fait quotidiennement de pareilles cures.* »

Avec quel enthousiasme n'étudierez-vous pas la médecine d'*Hahnemann*, mes chers Confrères, quand vous saurez qu'elle mettra aussi toutes vos malades à l'abri de ces déplorables *cautérisations* auxquelles vous recourez avec répugnance, mais que vous employez néanmoins depuis si longtemps faute de mieux. Vous savez bien qu'un moyen répercussif ne peut guérir, qu'une cautérisation, même répétée à satiété, ne détruit pas un vice du sang ; mais, le cas échéant, il faut lui opposer un traitement, et celui-ci vous semble encore le moins mauvais. Réjouissez-vous donc et inclinez-vous devant *Hahnemann*, vous tous qui avez tant usé de la *cautérisation !* Quelle différence pour vous comme pour vos malades de ne plus recourir à ces manœuvres aussi douloureuses que détestables. Quelques globules homœopathiques seront désormais vos seules armes. Qu'il est beau de triompher d'un mal aussi rebelle, avec des remèdes si simples ! Grâce aux découvertes sublimes du génie de l'Allemagne, les deux affreuses maladies qui moissonnaient tant de femmes, ne sont plus aujourd'hui au-dessus des ressources de l'art.

.Vous trouverez également dans l'homœopathie des remèdes sûrs contre les maladies des yeux, ophtalmies, taies, commencements de paralysie, névralgies palpébrales, oculaires, etc.

Avec elle, vous préviendrez les suites fâcheuses des coups , chûtes ou blessures ; vous guérirez en deux jours, et souvent plus tôt, les entorses qui retiennent ordinairement les malades au lit pendant plusieurs mois, et qui, de votre aveu, sont beaucoup plus à redouter pour leur durée et pour leurs conséquences que la plupart des fractures.

Les maladies des articulations de nature scrofuleuse ou autre , les caries, les abcès froids, les ankiloses commençantes sont victorieusement combattus par nos globules homœopathiques. A propos de maladies des os, je vais citer un fait qui fixera l'attention de mes lecteurs à cause de son extrême gravité.

En 1838 , M. le comte de Machault, partisan éclairé de l'homœopathie, dont il a fréquemment constaté l'heureuse influence, m'amena lui-même de sa terre de Thoiry un malheureux terrassier nommé Dordet, âgé de vingt ans, qui, depuis longtemps, ne pouvait plus travailler. Il y avait plusieurs années qu'il était affecté d'une carie de la colonne vertébrale à la première vertèbre lombaire. Il était arrivé au dernier degré du marasme ; deux ouvertures fistuleuses rendaient une énorme quantité de pus, et la fièvre de consomption ne le quittait pas. En présence d'un cas aussi grave, je ne promis rien à M. de Machault, mais je ne pus refuser à ce philantrope modeste d'entreprendre la cure de son protégé. Il suivait le traitement avec un dévoûment de père , se chargeait de la correspondance , veillait à la préparation des aliments suivant le régime homœopathique, et m'amenait de temps en temps le malade dans sa voiture. Dordet fut radicalement guéri en quinze mois. Plusieurs esquilles se firent jour , la supuration se tarit peu à peu ; et ce sujet , qui avait été complètement épuisé par cette affreuse maladie, jouit depuis deux ans d'une santé parfaite, il est même devenu robuste.

Je ne terminerai point cette lettre sans fixer votre attention sur les *maladies de poitrine;* la multitude toujours croissante de remèdes annoncés pour les combattre prouvent suffisamment leur inefficacité; car s'il en existait de bons, depuis si longtemps qu'on en cherche, les marchands de pâtes pectorales n'espéreraient plus trouver d'acheteurs. Malheureusement, malgré tous vos efforts, le plus redoutable ennemi de l'espèce humaine frappe en liberté ses victimes; en effet, il est bien reconnu *qu'une personne sur cinq* meurt de la phthisie pulmonaire en comprenant toutes les autres causes de décès, et même les guerres. Vous savez tous et vous convenez franchement dans l'occasion qu'une phthisie, même au premier dégré, ne vous laisse aucun espoir de guérison. « *Hé bien*, vous dirait toute autre personne qu'un médecin, *pourquoi entreprenez-vous une maladie contre laquelle vous ne pouvez rien?* » la réponse est bien simple : « *Sous prétexte qu'on n'y ajoute aucune confiance, faut-il refuser à de malheureux malades des soins qui les consolent?* » non sans doute, et jusqu'ici vous avez bien fait de les soigner comme vous pouviez; mais aujourd'hui que l'Homœopathie offre de grandes ressources contre cette désolante affection, et que son régime fortifiant permet au moribond de lutter longtemps et quelquefois avec succès contre la maladie, vous ne voudrez plus, quand il y aura à proximité un homœopathe, employer encore vos moyens débilitants qui accélèrent inévitablement le moment fatal en épuisant les forces du sujet.

Certes, nous n'en sommes pas encore venus au point d'affirmer une guérison dans des cas très graves; mais cependant nous avons été plus d'une fois assez heureux pour arracher à une mort certaine des phthisiques abandonnés comme incurables.

Cette énumération d'affections si graves, si variées, vous étonne sans doute, mes chers confrères; mais n'oubliez pas que chaque reméde homœopathique bien choisi doit être regardé comme un véritable spécifique agissant directement sur l'organe malade, et neutralisant les virus dont l'économie est entachée. Si cette explication ne s'accorde pas avec vos opinions, je ne la défendrai nullement, car je n'y attache aucune importance. Pour moi les mots ne sont rien ; mais j'avance des faits sur lesquels je ne puis vous faire aucune concession.

Vous n'ignorez pas, mes chers confrères, avec quelle persévérante animosité l'Académie de Médecine s'est opposée à ce que l'autorité nous accordât *des hôpitaux* et *des dispensaires.* Tout récemment encore, vous savez quels embarras on a suscités à un professeur de la faculté de Montpellier , qui avait eu la sincérité de démontrer dans son cours la supériorité de l'Homœopathie sur l'ancienne médecine.

Le moment viendra où, Académie et Facultés, cédant à l'évidence des faits et aux arrêts de l'opinion , cette reine du monde , s'empresseront d'ouvrir leurs rangs aux hommes éminents de la nouvelle école. En attendant cette juste réparation et la fondation de plusieurs hôpitaux consacrés uniquement au traitement homœopathique, déjà plusieurs dispensaires sont ouverts par les soins de quelques homœopathes zélés, et la foule des malades qui s'y portent assidûment, prouve que les bienfaits de notre science sont aussi bien appréciés par les pauvres que par les riches.

Un autre besoin se faisait encore sentir pour les malades qui n'habitent point Paris ; il n'existait aucune maison de santé qui fût dirigée par un médecin homœopathe. Convaincu plus que personne de la nécessité d'un établissement aussi utile, je n'ai pas hésité à prendre l'initiative, en consacrant cent mille écus de ma fortune à créer, près la barrière de l'Etoile, la *Villa-Beaujon,* où vingt-cinq malades peuvent recevoir des soins sauveurs, et suivre le régime dont l'observance est indispensable pour favoriser la puissance de nos médicaments. L'inspection seule prouve assez que je n'ai pas été guidé par l'appât d'une spéculation intéressée, et vous le reconnaîtrez si vous vous donnez le plaisir de visiter cette *maison de santé modèle*. Vous admettrez aussi que la méthode nouvelle va au-devant de la plus concluante et de la plus décisive des épreuves, en mettant en présence vingt-cinq personnes atteintes d'affections diverses, et parfaitement à même d'apprécier les effets des moyens curatifs employés sur elles.

Le cadre dans lequel je dois me renfermer ici est trop étroit pour que j'entreprenne de vous parler avec détail des maladies aiguës. D'ailleurs je vous ai déjà entretenu de la *péritonite puerpérale* qui a bien sa gravité, je pourrais vous parler du *croup*, des *fièvres cérébrales et typhoïdes*, et d'autres maladies trop souvent rebelles à vos efforts ; mais je me bornerai à vous dire qu'elles cèdent toutes à nos remèdes avec une merveilleuse facilité, pourvu toutefois que le traitement homœopathique ait été appliqué dès le début. J'ajouterai même que leur cure est en général si prompte, que, malades et assistants doutent souvent de la réalité du mal que nous avons eu à combattre.

Vous tous qui exercez la vieille médecine, comparez donc vos résultats avec les nôtres, et voyez si votre conscience peut encore vous permettre de repousser l'homœopathie sans l'expérimenter. Aujourd'hui une belle occasion se présente qui doit piquer votre curiosité : notre grand *Hahnemann*, poursuivant ses glorieux travaux à travers ses quatre-vingt-sept ans, va mettre au jour la sixième édition de son admirable *Organon* ; si vous savez vous résoudre à lire attentivement cet ouvrage, il vous donnera envie de pousser plus loin vos études homœopathiques, et au premier essai que vous en ferez, le succès vous fixera pour toujours dans nos rangs. C'est ce que vous souhaite du plus profond de son cœur, dans votre intérêt comme dans celui de l'humanité.

Votre dévoué confrère,

ACHILLE HOFFMANN.

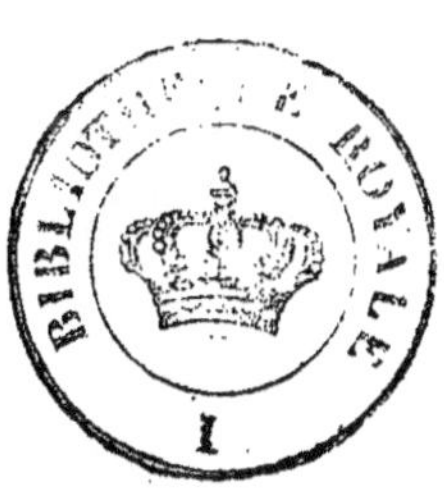

www.ingramcontent.com/pod-product-compliance
Lightning Source LLC
LaVergne TN
LVHW020435060726
842525LV00006B/2403